AF319413

DU ROLE

DU MÉDECIN

DANS LA PRODUCTION DES RICHESSES,

et des Profits qu'il doit retirer de l'exercice de son art,

Lu à l'Assemblée générale de la Société de Prévoyance et de Secours mutuels
des Médecins de l'arrondissement de Vitry-le-François,
le 26 septembre 1861,

PAR

LE D^r OD. CHEVILLION,

PRÉSIDENT DE LA SOCIÉTÉ,

Membre fondateur de la Société des Sciences naturelles de Vitry,
Correspondant de la Société académique de la Marne,
de l'Académie impériale de Reims,
des Sociétés de Médecine de Besançon, Bordeaux, Metz, Nancy,
de la Société philomatique de Verdun,
etc.

VITRY,

Imprimerie de F.-V. BITSCH, grande rue de Vaux, 23.

1861.

A M. RAYER,

Médecin ordinaire de l'Empereur, membre de l'Institut et de l'Académie
de médecine, président du Comité consultatif d'hygiène de France,
commandeur de la Légion d'honneur, président de l'Association générale des médecins de France.

———

Cet humble essai a été inspiré par l'Association.
C'est à elle que j'en fais hommage en le dédiant à
vous, son illustre Président, qui mettez si libéralement
à son service votre temps, vos lumières, et, ce qui
vaut mieux encore, votre cœur.

Dʳ OD. CHEVILLION.

Vitry-le-François, le 26 septembre 1861.

INTRODUCTION.

Il y a bientôt un siècle, un médecin écrivait ainsi à son fils qui voulait embrasser la profession paternelle.

« Vous savez ce que vous m'avez coûté jusqu'à la fin de votre philosophie. L'éducation que vous avez reçue a été moins dispendieuse, parce que j'ai été votre maître ; mais tous les pères ne peuvent remplir cette noble tâche. En général on peut avancer que les jeunes gens que l'on destine à la médecine, dépensent au moins à leurs parents 4,000 liv. jusqu'à la fin de leur philosophie. Vous allez partir pour Montpellier, cette célèbre école du vice, de l'erreur et quelquefois de la vérité ; vous y dépenserez au moins mille écus avant d'avoir obtenu les grades. A cette époque votre bibliothèque et votre laboratoire vous coûteront au moins 2,000 liv. Voilà donc 9,000 livres dépensées pour votre état. Tout le monde convient qu'un jeune homme qui quitte les bancs de l'école, ne sait presque rien. Il faudra donc suivre à Paris ou ailleurs les hopitaux, étudier la nature, consulter les grands maîtres. Dans ces moments les malades ne vous tourmenteront pas, au moins ceux qui seront sur votre compte ; je vous crois d'ailleurs trop honnête homme pour vous en charger. Vous serez donc obligé de vivre encore deux ou trois ans sur vos revenus et votre capital ; vous consommerez au moins mille écus ; de sorte que, tout calculé, en mettant au plus bas, votre état vous aura coûté 12,000 livres. Vous arriverez dans votre patrie

plein de sentiments, de science et de probité, vous ima-
ginant retirer les fruits de vos avances et de vos travaux. Il n'en sera rien. Suivez-moi encore un moment.
Pour vous en convaincre, je vais vous rapporter avec
candeur et vérité ce que j'ai éprouvé. »

« En arrivant de Paris, je voyageai dans toutes les
parties de ma province ; je visitai et suivis plusieurs
hopitaux. Destiné à partiquer dans une ville où il y a
un collége, je fus obligé de m'absenter quatre ans pour
me conformer aux statuts ; j'employai le peu de temps
que me laissait la visite des hopitaux et des pauvres
malades, à étudier l'histoire naturelle de ma province.
Enfin je touchai au temps qui me permettait de me
présenter à l'aggrégation ; je subis deux examens très-
rigoureux. Mes études opiniâtres, le grand fonds de
faits de toute espèce dont j'avais la tête meublée, me
mirent en état de répondre à tout ; je fus reçu d'un
consentement unanime. Me voilà décoré des titres les
plus flatteurs. J'avais employé, il est vrai, la moitié de
ma fortune à me perfectionner dans mon état ; mais
j'espérai regagner bientôt mes avances dans une ville
opulente et très-peuplée. Je me proposais des principes de conduite, comme d'être très-attentif au salut de
mes malades, de les traiter comme je me traiterais
moi-même si j'étais à leur place, de ne jamais cacher
la vérité, de révéler les abus nuisibles à mes concitoyens.
Enfin je me mis dans le cœur toutes les maximes de la
probité médicinale ; je recherchai les pauvres, je leur ten-
dis une main secourable, je les visitai dans leurs re-
traites, je leur ouvris souvent ma bourse. L'idée de
faire le bien m'entraînait ; d'ailleurs j'avais toujours
ma chimère en tête, que je regagnerais bientôt tout ce
que j'avais dépensé pour le public. Je ne croyais pas
pouvoir mieux commencer qu'en servant les pauvres.
Plusieurs années s'écoulèrent dans ces occupations ne
connaissant que mes malades, mes livres et mon laboratoire, je négligeai de me ménager des prôneurs : aussi
eus-je peu de malades payants. J'entamai bientôt l'autre moitié de mon patrimoine, en continuant à faire du
bien à une foule de pauvres malades qui me faisaient
appeler parce qu'ils savaient que je les soignais avec
autant de zèle que les plus riches. Alors me sentant

incapable de tromper, c'est-à-dire, d'emprunter pour ne pas rendre, j'appelai ma philosophie à mon secours; j'abandonnai la ville opulente qui m'avait ébloui. Une femme vertueuse, sa fortune, les débris de la mienne me restaient ; peu de désirs et beaucoup d'honneur m'ont conduit à la vieillesse; quoique pauvre, dans le sens ordinaire, j'ai vécu jusqu'à ce jour sans dettes, jouissant d'un revenu très-modique. Ne croyez cependant pas que j'aie traîné une vie oisive, même par rapport à ma profession. Non, le séjour de la campagne ne m'a point abruti, j'ai observé pendant trente ans la nature dans toutes ses faces, chaque jour a été marqué par de nouvelles observations; j'ai noté les variations des saisons, imaginé des instruments pour dresser en conséquence des tables météorologiques ; j'ai couché par écrit l'histoire complète de toutes les maladies que j'ai traitées ; j'ai marqué naïvement mes bons et mauvais succès : par là j'ai dressé un corps d'observations médicinales, dépeintes selon les règles les plus rigoureuses tracées par les grands maîtres : règles difficiles à suivre, et qu'ils n'ont pas eux-mêmes suivies. Ce n'est pas là tout, j'ai étudié les maladies des animaux, j'ai combiné leurs épidémies avec les nôtres ; j'en ai tiré des états lumineux et nouveaux ; j'ai parcouru tous les corps de la nature ; jai vu la source des fausses observations sur les plantes, les minéraux, les animaux ; j'ai créé un nouveau plan de recherches qui pare à tous les défauts ; j'ai travaillé consécutivement à ce plan, et j'ai vu que les uns ont trop cru à l'efficacité des remèdes, et les autres trop peu. J'ai résolu la fameuse question : savoir, si les plantes de notre climat sont médicamenteuses et spécifiques pour guérir et adoucir nos maux ; j'ai noté les abus qui règnent dans la médecine des campagnes ; j'ai vu le mal et le remède, mais je ne l'ai pas dit, parce que je connais assez les hommes pour croire que cela était inutile. J'ai suivi toutes les manœuvres de l'économie champêtre ; j'ai découvert des méthodes plus simples pour nous procurer de nouveaux aliments ; j'ai aperçu, démontré des plantes négligées, qui contiennent le principe alimenteux en beaucoup plus grande abondance que les fromentacées ; j'ai déterminé jusqu'à quel point la nature a prodigué les poisons dans nos climats, et j'ai vu avec horreur une plante qui tue en trois secondes toutes espèces d'animaux, sans laisser aucune vestige de poison. J'ai vérifié tous les remèdes usités, j'ai vu la bonté des uns, j'ai entrevu l'inutilité des autres ; j'ai reconnu avec étonnement des richesses en ce genre, que nous foulons aux pieds ; tandis que nous mettons en œuvre les drogues altérées de l'Asie, qui valent infiniment moins. Voilà à quoi je me suis occupé à la campagne. J'ai assez de vanité pour dire hardiment que j'ai vécu trente ans en vrai médecin, c'est-à-dire, exerçant mon art avec honneur et probité ; mais à quoi m'ont servi mes travaux et mes peines ? J'ai vécu content et heureux, il est vrai ; mais je dois ce bonheur à ma philosophie. Que m'ont valu mes connaissances, mon zèle, ma probité ? D'être ignoré, délaissé, abandonné de ceux qui auraient pu dédommager mes enfants de mes dépenses. Tout cela vous étonne ; mais votre surprise cessera dès que que vous connaîtrez comment je suis parvenu à cet oubli : c'est ce que je vais vous exposer. »

« Il y a de belles lois médicinales en France : l'intention du roi est qu'elles soient mises en exécution, que les médecins vivent honnêtement dans leur état ; cependant il n'en est rien : tout charlatan effronté exerce la médecine impunément ; tout apothicaire avide du gain, s'inquiétant fort peu s'il a les connaissances médicinales, donne des remèdes sans autre prescription que celle de sa tête ignorante. Tout chirugien se croit plus qu'un médecin, fait son ouvrage et le méprise. Voulez-vous faire valoir vos droits ? la chicane vient à leur secours : moyennant une explication forcée de la loi, ou des attestations arrachées contre les règles du bon sens et la conscience de ceux qui les donnent, vous perdez votre procès. Passe encore si nous avions à traiter un peuple éclairé. Tout est peuple en médecine, et le mérite est assez inutile pour obtenir la confiance des malades ; la cabale, les petites intrîgues suffisent. N'avez-vous d'autres ressources que la science, l'expérience et la probité ? vous vivrez certainement ignoré. Voulez-vous gagner du bien ? soyez bas, rampant, flatteur, diseur de petits riens enchassés dans de grands mots. Voilà quelle doit être votre occu-

pation ; mais si vous êtes assez fou pour tenir votre
cabinet dans les moments que vous laissent vos malades,
si auprès d'eux vous étudiez attentivement la nature
de leurs maux, si vous méditez sur les moyens de les
guérir, si vous hésitez dans vos ordonnances, si vous
demandez du temps pour y penser, tout est dit, le len-
demain on vous fermera la porte, un autre vous sup-
plantera, qui, s'il veut se soutenir, doit auprès du
peuple vanter ses arcanes, dire hardiment qu'il est
seul instruit, prendre poliment à témoins les com-
mères qui entourent le malade. S'il traite un homme
dans l'opulence, il doit chercher ses goûts, lui commu-
niquer sur sa maladie plusieurs détails que la garde
lui a appris, et qui le feront passer pour un homme
extraordinaire ; il doit raconter les nouvelles, vanter ce
richard sur ses richesses, ses talents, sa réputation,
son crédit ; dire des douceurs à madame, la consulter
sur tout, approuver toutes ses petites vues, soutenir
tout cela d'une figure avantageuse, d'un ton empesé de
beaucoup d'élégance, de propreté dans la parure.
Voilà à coup sur le médecin du jour ; voilà, mon fils,
le modèle que vous devez suivre si vous voulez que
votre père maudisse le moment de votre naissance.
Quant à lui, n'ayant d'autres idées que celles que lui
suggérait son honneur, il est plus content dans sa retraite que ces faux Esculapes, qui en se déshonorant
sont les fléaux de la société, et la honte de l'art qu'ils
professent. Pour vous, mon cher fils, si malgré les rai-
sons que je vous allégue et le récit fidèle que j'ai fait
de l'état présent de la médecine française, vous per-
sistez dans votre résolution, je ne m'y oppose plus,
suivez votre penchant ; mais imitez les grands hommes
que je vous indiquerai ; oubliez les richesses, écou-
tez votre conscience , méprisez le vulgaire, et vous serez toujours assez puissant, si en mourant vous êtes
content de vous. Vous savez ce que j'ai éprouvé, c'est
le sort de la plupart des médecins honnêtes. Veuille
le ciel vous en accorder un plus heureux ! J'ai dépensé
la plus grande partie de mon bien pour me perfectionner dans un art qui ne m'a j'amais assez rendu
pour mes dépenses journalières : il ne me reste plus
que la fortune de votre mère et les débris de la mienne.

Je prévois que vous aller les dépenser ; alors on pourra dire que la médecine a ruiné le père, la mère et les enfants. Je vous ai tout dit, courez à votre destinée. Encore une fois, je souhaite qu'elle soit plus heureuse que la mienne ; mais j'ai bien peur qu'en suivant vos idées, vous ne nous ôtiez le peu de ressources qui nous restent. Quoi qu'il en soit, munissez-vous de force et de courage : la mort et la pauvreté font trembler le vulgaire ; mais le sage en rit et les traite comme les athlètes traitèrent le disque : elle ne servent qu'à le fortifier. » (Gilibert, l'anarchie médecin. Neuchatel, 1772., T. 3. p. 76 et suiv.)

Quelle amertume et quelle noble résignation dans ces pages qui nous reflètent, comme dans un miroir véridique, les misères professionnelles de nos aïeux! Et que serait-ce si cette plume, si fière dans sa pauvreté, si ferme malgré ses déceptions, avait à retracer le concert unanime des plaintes qui s'élèvent aujourd'hui de tous les points de l'horizon médical?

Est-il donc vrai qu'à une époque où la fortune publique se développe avec un impétueux élan, la pauvreté, sinon la misère, s'assied au seuil du médecin? Est-il vrai que ceux-là engloutissent leur patrimoine dans l'exercice de leur ingrate profession? que d'autres meurent à la peine, pleins de soucis et de désillusions? tandis que quelques-uns seulement, *rari nantes*, y recueillent honneurs et richesses.

Ecartons ce manteau de pourpre et d'or, vrai mirage, dont le public nous affuble si généreusement, et voyons si le parchemin de nos facultés n'est que le brevet d'une nouvelle espèce de prolétariat.

Les souffrances du corps médical sont anciennes ; mais la détresse, non pas du plus grand nombre, mais d'un grand nombre de ses membres, a été mise au jour dans ces derniers temps par tous les organes de la presse médicale.

Depuis le congrès médical de 1845, depuis cette magnifique abnégation qui effaça l'art devant le sacerdoce, qui sacrifia le médecin à la société, que de tristes révélations! combien de douloureuses agonies!

N'est-ce pas déjà une chose triste et périlleue qu'on ne puisse en médecine commencer sa fortune qu'à l'âge où les autres la finissent? Qu'il faille pour arriver, quand on y arrive, à une vieillesse lucrative, une si énorme mise de fonds de jeunesse, de travail et d'argent? et que tout cela soit perdu, entièrement perdu, pour celui que la mort ou les infirmités précoces ont arrrêté au milieu du chemin?

Une chose affligeante, c'est de voir que peu, très-peu de médecins sans patrimoine puissent, avec les revenus de leur profession, donner à leurs enfants une éducation égale à celle qu'ils ont reçue. De ceux-là les enfants descendent dans la hiérarchie sociale, et si la famille est nombreuse, ils descendent parfois très-bas; le père alors ne peut leur donner que le pain du corps. Tout le monde a vu des fils de médecins, empreints de quelque distinction puisée à l'éducation du foyer domestique, exercer les plus simples métiers.

Et les médecins eux-mêmes ne sont-ils pas quelquefois obligés pour vivre de manier d'une main la lancette, et de l'autre un outil? A la campagne, beaucoup de médecins sont agriculteurs. Heureux encore ceux-là? J'en ai connu qui avaient joint à leur patente de médecin, l'un une patente d'huissier, l'autre une patente de boulanger.

Que faut-il dire de ceux qui changent sans cesse de poste, espérant chaque fois, mais en vain, un adoucissement à leur sort? de ceux qui quittent la campagne où ils végètent, pour la ville où ils tombent souvent dans le besoin? et de ceux surtout qui n'ont pas même de quoi se payer une fausse espérance, et que le manque d'argent retient quand même dans quelque misérable hameau?

Est-ce à dire que je veuille prêcher le gain et faire arriver tout médecin à la fortune? Faut-il que chacun de nous sacrifie au veau d'or, laissant s'éteindre en lui ces nobles sentiments d'abnégation, de sacrifice, de charité, qui ont placé si haut notre profession? Non; mille fois non! Il ne faut pas que la médecine devienne un instrument de lucre, que le métier tue la science, que l'art se rapetisse aux proportions d'un ignoble mercantilisme.

Si je prêche pour que le médecin vive et élève sa famille, je n'ai que du mépris pour ceux qui font de leur titre et de leur talent une honteuse spéculation.

L'art est quelque chose de grand, de libre, de généreux, presque divin, qui donne plus qu'il ne reçoit. C'est la condition du médecin, non pas seulement d'apporter à ceux qui souffrent le secours de la main, de l'intelligence et du cœur, mais encore de chercher, de poursuivre, d'arracher par un travail ardent et continuel les secrets de la nature ; de méditer sans cesse, depuis le premier jusqu'au dernier jour de sa carrière; de ne compter ni ses fatigues, ni ses douleurs ; et de regretter, quand après tant de sueurs et de dévonement la vie lui échappe, que l'expérience qu'il a acquise soit proportionnée à la brièveté d'une existence que tous voudraient plus longue pour la rendre plus utile. *Ars longa, vita brevis.*

Malheur à ceux qui ne prennent de l'art que le côté mercenaire. Comme médecins et comme hommes, ils ne méritent qu'un extrême dédain.

Plus fiers qu'aujourd'hui, mieux inspirés surtout, les médecins d'autrefois avaient élevé leur profession au niveau de la magistrature et du sacerdoce. Ils savaient que dans notre carrière on ne fait pas fortune, et pourtant il ne trafiquaient pas. Jaloux de leur liberté, fiers de leurs priviléges, soucieux de leur honneur plus que de leur bourse, probes avant tout, ils eussent rougi si l'un d'eux eut eu l'idée des pompeuses réclames d'aujourd'hui. Et quand dans les grandes calamités publiques ils avaient vaillamment payé leur dette à l'humanité ; quand, volontaires infatigables, ils avaient rendu tous les services que comporte une vie sans cesse militante , ils ne s'étonnaient pas d'être restés pauvres , estimant plus la gloire que la richesse.

Mais pourtant il faut que le médecin vive.

Dans ces derniers temps une idée a surgi, celle de la solidarité, de la mutualité, et cette idée a fait déjà, dans le domaine de l'application, un rapide chemin.

Est-ce elle qui fera cesser les angoisses et les douleurs du corps médical? qui soulagera sa détresse? qui affermira sa dignité?

Non ; mais elle peut faire beaucoup.

L'association ne pourrait suffire à tout qu'à la condition de passer un dur niveau sur tous ses adeptes.

Elle serait alors un commencement de communauté, supprimant du même coup la liberté, l'émulation, le bien-être, et conduisant infailliblement à l'atonie et à la misère.

Qui voudrait aujourd'hui d'une institution qui ne serait qu'une machine d'oppression et de tyrannie ?

L'association ne peut toucher aux causes de l'inégalité des profits ; mais elle est utile aux petits salaires, aux salaires incertains. Elle constitue une assurance mutuelle contre la misère provenant de maladies ou d'infirmités ; mais elle n'enrichit et ne peut enrichir personne. Elle ne supplée ni à l'activité, ni à l'intelligence de chacun.

Et pourtant n'est-ce rien que de créer une force collective qui manque à l'individu isolé ? Les corporations sans organisation ne sont rien ; disciplinés, elles sont tout. Sans organisation, elles ne peuvent ni parler ni se faire écouter. Il leur manque la force de l'impulsion commune et l'autorité du nombre.

N'est-ce-pas aussi une noble et grande entreprise, bien digne de l'ambition des hommes, que celle qui a pour but d'apaiser les souffrances, de calmer les rivalités, de susciter les élans les plus généreux, en réunissant les membres d'une même profession dans un intérêt commun, et en accélérant les améliorations les plus désirées ?

Organiser entre les médecins des associations de prévoyance, c'est les conduire vers un meilleur avenir, en faisant appel à leur raison et à leur cœur.

Il n'est pas de question professionnelle importante dont l'association ne puisse poursuivre l'étude et la solution.

C'est dans la persuasion qu'elle peut beaucoup faire, et qu'elle peut tout entendre, que j'ai écrit ces quelques pages d'économie politique appliquée à l'exercice de la médecine. Peut-être n'eussent-elles jamais vu le jour si l'esprit vivifiant de l'association n'avait suscité, jusque parmi les plus modestes, l'ardeur du bien commun.

J'ai tenté pour ma part, non pas de fournir à chacun de mes confrères une recette pour faire fortune, chose si rare en médecine , mais d'éclairer de mon mieux un côté de la situation, n'ayant d'ailleurs d'autre but que de donner à ceux qui me liront une plus haute opinion de leurs services, et une idée plus juste de la valeur d'une rémunération qu'il faut rendre digne autant qu'elle est nécessaire.

CHAPITRE PREMIER.

Du rôle du médecin dans la production des richesses.

I.

Le médecin produit,
soit qu'il enseigne dans la chaire, ou qu'il écrive
pour l'avancement de la science ;
soit qu'il prête ses lumières à la justice, ses conseils
à l'administration, son concours à l'assistance publique ;
soit enfin qu'il donne aux calamités publiques et
aux souffrances privées le secours bienfaisant de sa
parole et de sa main.

Le médecin produit sans cesse, ici en semant les
germes féconds de l'avenir, là en se faisant l'auxiliaire
des défenseurs de l'ordre social, ailleurs en multipliant les bienfaits de l'hygiène, à l'hôpital, au
bureau de biefaisance, en prodiguant aux déshérités de la fortune ses soins les plus tendres et les
plus charitables, à l'armée, dans les épidémies, en
affrontant la mort à chaque pas pour arracher à la

guerre et à tous les fléaux meurtriers quelques vic-
times, dans certains asiles pour ramener à la raison
des intelligences égarées, et enfin dans chaque foyer,
non seulement en apportant à chaque malade l'aide
de sa science salutaire, mais encore en se faisant dans
le sein des familles le soutien et le tuteur de la santé.

Les travaux du médecin sont donc productifs dans
le sens absolu du mot, et ils doivent être rétribués,
indépendamment du résultat qu'ils ont amené. « La
» science, dit M. A. Blanqui, doit donner le nom
» de travaux productifs à ceux qui ont pour objet
» de satisfaire des besoins réels et légitimes, soit
» matériels, soit immatériels. » (Adam Smith. Rech.
sur la nature et les causes de la rich. des nations,
t. 1er, p. 137. Note de M. A. Blanqui. Collection
Guillaumin, 1843.)

« Un médecin vient visiter un malade, dit un
» autre économiste, observe les symptômes de son
» mal, lui prescrit un remède, et sort sans laisser
» aucun produit que le malade ni sa famille puissent
» transmettre à d'autres personnes, ni même con-
» server pour la consommation d'un autre temps.
» L'industrie du médecin a-t-elle été improductive?
» qui pourrait le penser ? Le malade a été sauvé.
» Cette production était-elle incapable de devenir la
» matière d'un échange ? Nullement, puisque le con-
» seil du médecin a été échangé contre ses hono-
» raires ; mais le besoin de cet avis a cessé du mo-
» ment qu'il a été donné. Sa production était de le
» dire ; sa consommation de l'entendre ; il a été
» consommé en même temps que produit. » (J.-B.
Say. Traité d'écon. polit. L. 1, chap. 13, p. 123.
Collection Guillaumin, 1841.)

Ce que le malade achète au médecin, c'est donc
une application déterminée de sa force intellectuelle,
de ses connaissances spéciales, en vue d'un résultat

à venir , et qui peut manquer. Ainsi le médecin viendra aux jours et aux heures convenables faire, dans l'intérêt de son client, une application de ses forces intellectuelles. Quoi qu'il advienne, le médecin aura été producteur, le client consommateur.

Or , le consommateur offre au producteur pour obtenir son produit un certain prix. Le médecin a donc droit à un honoraire.

Cet honoraire ressemblerait fort à la rétribution d'un manœuvre, d'un employé vulgaire , s'il ne représentait que l'effort fait pendant le temps employé par le médecin.

« L'éducation est bien plus longue et plus dis-
» pendieuse (que celle des artisans) dans les arts qui
» exigent une grande habileté, et dans les professions
» libérales. La rétribution pécuniaire des peintres,
» des sculpteurs des gens de loi et des médecins doit
» donc être beaucoup plus forte, et elle l'est aussi. »
(Adam Smith. Ouv. cit., t. 1, p. 137.)

« Nous confions au médecin notre santé, à l'avocat
» et au procureur notre fortune, et quelquefois notre
» vie et notre honneur : des dépôts aussi précieux
» ne pourraient pas , avec sûreté , être remis dans
» les mains de gens pauvres et peu considérés. Il
» faut donc que la rétribution soit capable de leur
» donner dans la société le rang qu'exige une con-
» fiance si importante. Lorsque à cette circonstance
» se joint encore celle du long temps et des grandes
» dépenses consacrées à leur éducation, on sent que
» le prix du travail doit s'élever encore beaucoup
» plus haut. » (Adam Smith. Ouv. cit., t. 1, p. 140.)

Mais il est un autre motif capable de porter plus haut encore le prix du travail et la considération du médecin, c'est la part considérable due à ses services dans la production générale de la richesse.

Examinons cette face importante de la question.

II.

Si le médecin est producteur par le fait seul de l'exercice de son art, indépendamment du résultat qui doit arriver, on doit reconnaître que le produit qu'il donne en échange d'un honoraire, bien que ce produit soit très-recherché et très-nécessaire, n'est pas susceptible d'être conservé ou échangé. C'est un produit immatériel, s'il faut maintenir cette distinction surannée entre les produits matériels et immatériels, les produits *choses* et les produits *services*.

Mais le médecin produit bien mieux qu'une chose matérielle, qu'une valeur échangeable; il produit le producteur.

Par sa force, par son activité, par son intelligence, par le capital qu'il s'est incorporé, l'homme représente, économiquement parlant, une immense valeur. On peut dire même que hors de lui toute valeur s'annihile, puisque lui-même, sans son industrie, rentrerait dans le néant au milieu de la nature la plus riche et la plus féconde.

L'homme n'est pas plutôt né qu'il représente une valeur. Dès le sein de sa mère il consomme un capital; chaque jour qu'il vit, il consomme des produits échangeables, et jusqu'à ce qu'il arrive à l'âge où il produira lui-même, il augmente en valeur.

Ainsi, quel que soit l'âge où l'on perde un enfant, la perte est plus ou moins considérable, mais elle existe nécessairement.

Quand le cultivateur perd son blé en herbe, sa perte n'est pas plus réelle. A peine a-t-il déposé son grain dans le sillon que sa future récolte a une valeur, qui se compose non-seulement du travail et du capital appliqués à la préparation du sol et à l'acquisition de la semence, mais encore des promesses d'une germination plus ou moins favorable ; et plus s'approche le moment de la moisson, plus la perte a d'étendue.

Ainsi de l'homme.

Mais le médecin assiste l'homme depuis sa conception jusqu'à sa mort. Il aide à son développement, il le prémunit contre l'action des agents extérieurs dans sa *lutte pour l'existence*, il neutralise les mauvais germes qu'il possède en lui-même, il le sauve de mille dangers que lui font courir ses préjugés, ses passions, ses vices, et le maintient le plus longtemps possible en état de produire.

Chaque fois donc que le médecin a sauvé un homme dans le cours d'une maladie qui, sans son intervention, eut été mortelle, il a augmenté le capital social, ou la richesse publique, de toute la valeur de son client.

Dans l'enfant, il a conservé le capital accumulé par les soins et l'éducation, et de plus un futur producteur.

Dans l'homme fait, il a conservé un capital énorme de force, d'intelligence, d'expérience, et une quantité de produits qui peut se mesurer à la valeur personnelle du sujet. Si un simple ouvrier augmente dans une année le capital social comme un, l'industriel, le fabricant, le chimiste, l'homme de talent, de génie, l'augmenteront comme dix, comme cent, comme mille, comme cent mille.

« Une grande perte d'hommes faits est une grande
» perte de richesse acquise ; car tout homme adulte
» est un capital accumulé qui représente toutes les
» avances qu'il a fallu faire pendant plusieurs années
» pour le mettre au point où il est. Un marmot d'un
» jour ne remplace pas un homme de vingt ans ; et
» le mot du prince de Condé (*une nuit de Paris*
» *réparera tout cela*), sur le champ de bataille de
» Senef, est aussi absurde qu'il est barbare. » (J.-B.
Say. Ibid., liv. 2, ch. 11, p. 425.)

Est-ce qu'il n'y a pas intérêt aussi pour la société à faire vivre ces vieillards encore verts qui ont conservé toutes leurs facultés intellectuelles, qui sont l'honneur et la sagesse vivante d'un pays ?

III.

Le médecin n'a pas toujours affaire à des maladies mortelles, et dans ce cas encore il peut concourir au développement de la richesse.

S'il abrège la maladie, il rend à son travail un malade qui, sans lui, aurait consommé sans produire un mois, par exemple, au lieu de quinze jours. Ces quinze jours de production sont dus au talent du médecin. Il faut, en bonne justice, lui en tenir compte.

Il y a un grand nombre d'opérations chirurgicales qui sauvent les malades d'une mort certaine : il en est d'autres qui évitent de déplorables infirmités, des incapacités irrémédiables.

Ainsi, une fracture de la cuisse amènerait une impotence irrémissible sans le secours du médecin. Combien d'individus resteraient aveugles sans l'opération de la cataracte ? Combien seraient condamnés à l'impuissance et tomberaient à la charge de la société si la main bienfaisante du chirurgien ne les débarrassait, celui-ci d'une tumeur, celui-là d'une ankylose, et tant d'autres d'une foule de maux qui leur ôtent la possibilité du travail ?

Ici encore c'est au médecin que la société doit le travail de tant de malheureux qu'une opération heureuse a débarrassés de cruelles entraves.

Il suffit souvent d'un mot consolant, d'une affirmation rassurante, pour que le courage et l'activité renaissent chez un être souffrant, que son imagination trouble et paralyse. Les médecins ont de ces mots pour tous, qui raffermissent le moral et qui ramènent immédiatement le goût du travail.

IV.

Mais ce n'est point dans ces circonstances étroites
où le médecin est en face de son seul client, qu'il
rend à la société ces grands, ces immenses services
qui élèvent l'homme à la hauteur de sa mission pro-
videntielle.

« L'art médical peut réparer tant de défectuosités
» naturelles ou accidentelles ; il a contre certains
» maux très-graves, et à peu près inévitables, des
» préservatifs si assurés ; il contribue à soulager et
» même à guérir tant de souffrances, qu'il serait im-
» possible de ne pas le ranger parmi ceux qui agis-
» sent le plus utilement sur le corps de l'homme, et
» qui aident le plus à le mettre et à le maintenir en
» bon état. Il ne faut, pour faire sentir son impor-
» tance, qu'indiquer quelques-uns des principaux ef-
» fets qu'il produit.

« L'art médical réussit, par des opérations méca-
» niques, à faire cesser le strabisme et à rectifier la
» vue, à guérir la cécité qui provient de la cataracte,
» la surdité qui résulte de l'épaisissement de la mem-
» brane du tympan, le mutisme qui tient à la divi-
» sion congéniale de la lèvre supérieure, du palais de
» la bouche et de la luette ; il parvient à faire dispa-
» raître les courbures vicieuses de nos os les plus
» forts, même celles de la colonne vertébrale ; il res-
» titue à leur état naturel les membres fracturés ou
» luxés ; il va briser dans l'intérieur de la vessie les
» calculs urinaires qui s'y développent ; il remédie,
» par le procédé de l'invagination, aux plaies trans-
» versales des intestins, etc.

« Médicalement, il a trouvé le moyen de nous dé-
» rober à la contagion du virus variolique ; il a mo-
» difié nos tempéraments de telle sorte que la syphi-

» lis semble n'avoir plus sur nous une influence
» aussi meurtrière et ne pouvoir plus sévir avec la
» même cruauté ; il a des spécifiques à peu près in-
» faillibles contre les fièvres intermittentes, et des
» remèdes plus ou moins efficaces contre beaucoup
» d'autres maladies, etc. Or, lorsqu'il peut produire
» sur notre corps des effets si diversement salutai-
» res, comment serait-il possible de ne pas l'admet-
» tre au nombre de ceux qui ont pour objet de le
» conserver et de le perfectionner ?

« En somme, il ne faut que rappeler quels étaient,
» il y a quelques siècles, la fréquence des pestes, les
» ravages périodiques de la petite vérole, les traces
» plus ou moins profondes de son passage que cette
» cruelle maladie laissait successivement sur la face
» de toutes les générations, les dévastations non moins
» grandes et les mutilations encore plus hideuses qu'o-
» pérait le mal vénérien, le nombre immense des
» malheureux qui étaient atteints de rachitisme, de
» ceux que dévorait la lèpre, de ceux que les hu-
» meurs froides faisaient tomber en lambeaux, et
» d'une multitude d'autres, dont une multitude d'au-
» tres maladies variaient les difformités et les souf-
» frances ; il ne faut que mettre en parallèle l'état où
» la population se trouvait alors et celui où elle se
» trouve aujourd'hui, pour sentir de quoi sont capa-
» bles les arts qui se chargent de la culture et du
» perfectionnement de l'homme physique. Tout nous
» autorise à croire que les générations présentes sont
» plus belles et plus saines que les générations pas-
» sées ; il faut moins de naissances pour entretenir
» une certaine population.

« L'art médical a embelli l'espèce, en travaillant
» seulement à soulager ses maux ; qu'on songe à
» l'influence qu'il a exercé sur sa beauté, seulement
» par la découverte de la vaccine et par le succès avec
» lequel il a combattu le mal vénérien. » (Ch. Du-

noyer. De la liberté du travail, t. 3, pp. 24 et 27, Paris, Guillaumin, 1845.)

On pourrait, pour compléter ce tableau, citer de nouvelles découvertes humanitaires, comme l'emploi du chloroforme, la régénération des os par le périoste, ou de nouvelles méthodes appliquées au traitement des maladies, comme l'hydrothérapie, et tant d'autres perfectionnements qui élèvent l'art médical plus haut encore que ne l'avait fait l'illustre économiste que nous venons de citer.

V.

Ainsi, comme hygiéniste, le médecin depuis plus de trois milles ans, prenant la société à son berceau, l'a couvert d'une protection éclairée, lui montrant partout les dangers qui menaçaient la santé publique, écartant d'elle, autant que possible, les fléaux épidémiques, la gardant de ses propres erreurs, de ses vices, aidant ainsi à l'acroissement de la population et à la moralisation de l'homme. *Mens sana in corpore sano.*

Comme praticien, il accumulait dès les temps héroïques, cette masse imposante de savoir, cet inépuisable trésor d'expérience où chacu de nous peut puiser à pleines mains, dès ses premiers pas dans la carrière, des armes éprouvées contre les maux qu'il a à combattre.

Déjà au siége de Troie les héros d'un autre âge avaient comme ceux d'aujourd'hui des médecins habiles, dédaignant les dangers des batailles guerre et prodigant leurs soins aux guerriers blessés, au milieu même du carnage, avec le calme et le sang-froid de demi-dieux.

Les Machaon, les Ambroise Paré, les Larrey étaient des génies bienfaisants au milieu des armées.

comme Hippocrate était un dieu au milieu des pestiférés d'Athènes.

Partout consolateur, le médecin fut dans tous les
temps l'initiateur du progrès, l'instituteur et l'ami des
hommes, enseignant la santé pour n'avoir point à
traiter la maladie, donnant partout sa science, son
cœur, sa vie.

VI.

Récapitulons ce chapitre de la production par le
médecin.

Le médecin contribue à l'augmentation de la durée
de la vie humaine, c'est-à-dire de l'activité de
l'homme ou de la production par l'homme, source de
toute richesse.

Dans tous les Etats où le corps médical est nombreux et instruit, la durée de la vie s'élève : elle
s'abaisse dans ceux où le médecin et la profession
sont insuffisants et discrédités.

C'est par des milliards qu'il faudrait estimer ce
que vaut, matériellement, l'addition de quelques années à la durée de la vie chez des nations actives et
intelligentes.

Dans nos sociétés, ou pour mieux dire dans l'humanité, tout se lie, tout s'enchaîne. En opérant son
œuvre de conservation à l'égard des individus, à
l'égard des masses d'individus, le médecin assure la
richesse sociale, et de plus il contribue à la richesse
privée. Par son œuvre, le gouvernement a plus et
de meilleurs soldats, des employés plus capables ; le
manufacturier des bras plus nombreux, plus robustes,
et des salaires moins élevés ; la masse de travail et
d'intelligence se grossit, et dans la même mesure la
masse de la production. Si le médecin avait dans la
production la part afférente à ses services, elle serait énorme et il s'enrichirait vite comme le producteur heureux.

Mais il n'en est pas ainsi.

CHAPITRE DEUXIÈME.

———

Des profits que le médecin doit retirer de l'exercice de son art.

I.

« La vie du médecin est une épreuve continuelle.
» Il n'est pas un moment dont il dispose avec liberté,
» puisqu'il est voué au soulagement et à la consola-
» tion de ses semblables. Il doit amasser des trésors
» de charité, de résignation et de patience pour les
» dépenser prodigalement. Qu'il passe des années à
» connaître une science laborieuse et souvent répu-
» gnante ; qu'il consacre sa jeunesse dans les écoles
» et courbé sur les livres ; qu'il passe les jours et les
» nuits au lit des malades et dans les amphithéâtres
» anatomiques ; il doit tous les fruits de ces pénibles
» et consciencieux travaux à l'humanité à laquelle
» il s'est sacrifié. » (Thomas de Carvalho. Discours
de rentrée de l'école médico-chirurgicale de Lisbonne,
5 octobre 1859.)

« Alors commence pour vous , dit M. Trousseau
» à ses élèves, ce sacerdoce que vous honorez et qui
» vous honorera ; alors commence cette carrière de
» sacrifices, dans laquelle vos jours, vos nuits, sont
» désormais le patrimoine des malades. Il faut vous
» résigner à semer en dévouement ce qu'on recueille
» si souvent en ingratitude ; il faut renoncer aux
» douces joies de la famille, au repos si cher après la
» fatigue d'une vie laborieuse ; il faut savoir affronter
» les dégoûts, les déboires , les dangers ; il faut ne
» pas reculer devant la mort , quand elle vous me-
» nace ; car la mort conquise au milieu des périls
» de notre profession fera prononcer votre nom avec
» respect. » (Troussau. Clin. méd. de l'Hôtel-Dieu,
Paris 1861, t. 1er, Introduction, p. LII. Voir aussi
Cruveilhier, Forget, Max Simon, Rey, etc.)

Belles et dignes paroles , éternelles variantes de la
formule du sacrifice imposé au médecin par le médecin lui-même et qui en a fait un type d'adnégation !

Mais pourtant le médecin a femme et enfants. Il
paie impôts et patente ; il est assujetti à la corvée, au
service de la garde nationale, du jury ; en un mot,
il prend très-largement sa part des charges sociales.
En dehors de ces charges , tout ce qu'il a lui appar-
tient, son temps surtout , et nul ne peut le requérir
de faire œuvre de médecin sans honoraire suffisant.

Si le médecin doit se dévouer quand il prête son
concours à une œuvre de bienfaisance, il a le droit,
lorsqu'il a affaire à un particulier qui entend rémuné-
rer ses soins, ou à une association comme une société de secours mutuels, de débattre certaines ques-
tions d'intérêt particulier ou d'intérêt professionnel.

Aujourd'hui que tout le monde pense à l'argent,
que tout le monde cherche à s'élever au-dessus du
besoin, c'est enfantillage de dire au médecin que l'argent n'est rien, qu'il n'a point à se soucier de l'argent. Le médecin n'a-t-il pas une famille ?

Il est bien clair que le médecin doit penser avant
tout à l'honneur, à la droiture, à la probité ; qu'il doit
se dévouer et aimer ses semblables ; mais, puisqu'il
le faut, il doit songer ensuite à sa position matérielle,
et les considérations d'aisance et de bien-être , pour
tenir dans ses préoccupations le second rang , n'en
sont ni moins légitimes, ni moins obligées; car il doit
à sa femme et à ses enfants autre chose que le produit inpalpable d'une exploitation sentimentale.

II.

Le médecin est producteur, et à ce titre il a droit
à certain profit.

Mais d'abord établissons les principes économiques :

« Le profit des médecins, pour être équitable, doit
» excéder le salaire de leurs peines et l'intérêt viager
» de leurs avancés.

« Quand l'habilité nécessaire pour exercer une
» industrie, soit en chef, soit en sous-ordre, ne peut
» être le fruit que d'une étude longue et coûteuse,
» cette étude n'a pu avoir lieu qu'autant qu'on y a
» consacré chaque année quelques avances, et le to-
» tal de ces avances est un capital accumulé. Alors
» le salaire du travail n'est plus un salaire seule-
» ment. C'est un salaire accru des avances que cette
» étude a exigées ; cet intérêt est même supérieur à
» l'intérêt ordinaire, puisque le capital dont il est
» ici question est placé à fonds perdu, et ne subsiste
» pas au-delà de la vie de l'homme : c'est un inté-
» rêt viager. » (J.-B. Say. Trait. d'économ. polit.
L. 2. chap. 7., p. 564. Collect. Guillaumin, 1841.)

« C'est même plus qu'un intérêt viager des sommes
» consacrées à l'édudation de la personne qui reçoit
» le salaire : c'est, à la rigueur, l'intérêt viager de
» de toutes les sommes consacrées au même genre

» d'étude, que les talents soient venus ou non à-
» maturité. Ainsi, le total des honoraires dés méde-
» cins doit payer, outre l'intérêt des sommes consa-
» crées à leurs études, celui des sommes consacrées
» à l'instruction des étudiants morts pendant leur
» éducation, ou qui n'ont pas répondu aux soins
» qu'on a pris d'eux ; car la masse des travaux mé-
» dicinaux actuellement en circulation n'a pu exis-
» ter, sans qu'une partie des avances consacrées à
» l'instruction des médecins aient été perdues. »
(Id. Loco cit. en note).

Voyons comment les économistes apprécient les sacrifices nécessités par les études du médecin.

« La plupart des produits immatériels sont le ré-
» sultat d'un talent ; tout talent suppose une étude
» préalable, et aucune étude n'a pu avoir lieu sans
» des avances.

« Pour que le conseil du médecin ait été donné
» et reçu, il a fallu que le médecin ou ses parents
» aient fait, pendant plusieurs années, les frais de
» son instruction ; il a fallu que l'étudiant ait été en-
» tretenu tout le temps qu'ont duré ses études ; il a
» fallu acheter des livres, faire des voyages peut-être ;
» ce qui suppose l'emploi d'un capital précédemment
» accumulé. » (1) (Id. L. 1er. ch. 13. p. 126).

« Le père qui fait de son fils un médecin, un ju-
» riste, un littérateur, capitalise une force destinée à
» produire quelque chose propre à satisfaire un des
» besoins de l'humanité.

« Il y dans cette manière de capitaliser, plus de
» chances à courir que dans les autres ; c'est une
» des causes qui font que la rétribution de ces tra-

(1) Dans son excellent article : *honoraires,* du suplément au diction-
naire des dictionnaires de médecine, Paris 1851, M. Améuée Latour
estime ainsi le capital de temps et d'argent maintenant indispensable
pour obtenir le diplôme de Docteur en médecine : temps, 15 ans ;
argent, 20,000 francs.

» vailleurs est assez élevée. Les frais sont plus grands,
» les risques plus considérables. Celui qui , après
» avoir étudié jusqu'à l'âge de vingt ou vingt-deux
» ans, n'est pas capable de suivre la carrière dans
» laquelle il voulait entrer , a détruit un capital so-
» cial. Non-seulement il s'est rendu lui-même im-
» puissant et ridicule , mais il a dévoré des épargnes
» dont une application plus heureuse aurait pu don-
» ner un produit qui a complètement manqué. C'est
» le blé de la parabole ; il a été jeté sur des pierres
» et des rondes. » (P. Rossi. Cours d'écon. polit.,
2ᵉ édit. Paris 1843, t. 1ᵉʳ, pp. 237 et 238.)

Ainsi donc, le capital du médecin , c'est-à-dire ses talents acquis , son éducation, ou ce qui est la même chose, le capital qu'il y a consacré, doit être amorti. En effet, ce capital a été placé sur lui à fonds perdu. Il ne peut être ni transmis, ni échangé comme un instrument matériel de travail, comme une ma-chine, une force motrice , un magasin. Si avant la fin de sa carrière , ce capital n'a été reconstitué au moyen d'une part de ses profits , il est entièrement perdu.

Y a-t-il beaucoup de médecins qui y songent ?

Les honoraires du médecin doivent donc com-prendre, outre la récompense de son travail actuel et celle de son talent, une part destinée à l'amortisse-ment du capital qui a été consacré à son instruction; et si l'axiôme généralement admis par tous les éco-nomistes, que *tout travail doit laisser un excédant,* est vrai, le médecin devra faire en outre quelques épargnes.

III.

Voilà la fiction : voyons la réalité.

Le prix du travail du médecin, ou le salaire qu'il reçoit est peut-être le seul qui soit proportionnel à la richesse de ceux qui les consomment , quand il n'est pas entièrement annulé dans un but charitable ou en vue d'un intérêt public.

Le prix d'un objet se règle ordinairement, soit par le travail qu'il a coûté, soit par sa rareté et l'empressement que les consommateurs mettent à le rechercher. Le conseil du médecin devrait être dans le même cas ; il coûte toujours la même mise de fonds, le même labeur quotidien, et il est toujours recherché. Cependant ce conseil change de valeur d'un instant à l'autre, selon qu'il s'adresse au pauvre ou au riche. tandis que le prix du pain ou de toute autre denrée est le même pour l'un ou pour l'autre ; tandis que le pauvre se prive forcément d'un objet désiré ou nécessaire quand le prix de cet objet dépasse ses ressources, nul ne se passe des secours médicaux. En effet, la visite du médecin est gratuite pour celui qui ne vit pas ou qui ne vit que bien juste de son travail ; et quand la visite est faite à ceux qui possèdent un pécule ou un capital , son prix est toujours proportionné à l'aisance de celui qui la reçoit.

Cette proportion même est encore une illusion. Que le médecin soigne l'ouvrier, il prélève sur sa modique épargne, s'il en a, la part minime que n'ont pas absorbée les autres frais de maladie. Qu'il soigne le riche producteur, son salaire n'est qu'une mesquine partie du chiffre inscrit par celui-ci au chapitre des pertes occasionnées par la suspension forcée de son activité et de son intelligence.

Ce fait, en dehors de toutes les lois économiques, fait que la fonction du médecin reste au fond une fonction éminemment charitable et bienfaisante. Mais c'est à son détriment, au détriment du bien-être de sa famille, que le médecin agit ainsi. Le prix du travail du médecin pourrait, sans blesser la justice, être égal pour tous, et alors la Société aurait à payer pour les pauvres en leur faisant l'aumône des soins médicaux, comme elle leur fait assez souvent l'aumône des soins pharmaceutiques. Pour cela, elle aurait à créer un énorme budget dont les linéaments existent à peine dans les sommes minimes payées aux médecins, sous forme d'indemnités dérisoires, par les bureaux de bienfaisance, les hôpitaux, hospices, sociétés de secours mutuels, etc., sauf peut-être quelques honorables exceptions. Si l'on calculait ce que coûte au médecin sa bienfaisance, le chiffre paraîtrait fabuleux. (1)

La plupart du temps, le médecin se fait rétribuer comme un manœuvre, à tant par heure ou par vacation. Cela est bien pour les services vulgaires qu'il rend aux clients les moins malades, à la justice, à l'Etat. Mais bien souvent, très-souvent, le médecin est artiste ou expert, il fait effort d'intelligence ; il fait preuve d'adresse, de talent, de pénétration, de courage, il résout un problème difficile ; et cela ne lui est compté que comme s'il avait fait acte de présence.

Que des évènements fâcheux ou une panique viennent resserrer les capitaux ; que l'industrie et le commerce languissent ; que les récoltes manquent ; le médecin, comme l'ouvrier, ressent aussitôt le contre-coup de la détresse générale. Il gagne moins et reçoit moins, tandis que ses dépenses augmentent. Il subit toutes les conséquences du désastre, et souffre à la fois d'une réduction de ses honoraires et d'une aggravation de ses charges.

Tout cela est-il juste ?

IV.

Dans les temps reculés de l'antiquité, la médecine fut d'abord une dépendance de la religion, et tant qu'elle resta dans les sanctuaires, son enseignement

(1) M. Amédée Latour (art. cit.) estime à au moins 1,000 francs par an la valeur des soins gratuits et charitables que le médecin donne aux pauvres.

était une initiation dont les prêtres avaient seuls le
privilége. Plus tard, la médecine se sécularisa tout en
restant le monopole de quelques adeptes. Aujourd'hui
son étude, ses grades sont accessibles à tous, et ses
secrets ne sont un mystère pour personne. Le médecin qui fait une découverte se hâte de la jeter à
tous les vents de la publicité, sans profit pour lui, et
par ce motif seul que sa découverte est d'utilité publique. Dans l'industrie, on brevète une idée, une
conception, c'est-à-dire qu'on s'assure à soi tout seul
les profits qu'elle peut donner. En médecine un procédé nouveau, une création utile, comme la vaccine,
l'anesthésie, la lithotritie, etc., se donnent gratuite-
ment à tout le monde pour un peu de bruit, un peu
de gloire, ou plutôt par amour de l'humanité.

« Les savants pourraient tirer de leurs lumières
» bien plus de part qu'ils n'en tirent en général, si
» l'étude n'avait pour effet ordinaire d'élever l'âme
» au-dessus des intérêts pécuniaires. On est géné-
» reux de ce qu'on sait, parce qu'il y a toujours
» quelque satisfaction à s'en faire honneur. Un sa-
» vant que l'on consulte ne pense plus aux dépenses
» et aux peines que lui a coûtées l'acquisition de
» son savoir. » (J.-B. Say. Cours compl. d'écon.
polit., t. 2, p. 57. Collect. Guillaumin, 1840.)

Chose remarquable et fatale, c'est à l'époque où,
comme toutes les autres sciences, la médecine se
vulgarise ; où chacun peut puiser à pleines mains,
sans guide et sans maître, dans le domaine commun
de l'art et de la pratique, des préceptes qu'il s'applique lui-même en cas de souffrance ; où tous, petits et
grands, trouvent dans les mille organes de la publicité, journaux, livres, almanachs, les indications les
plus détaillées sur les maladies et leur traitement ; où
en un mot chacun peut se passer de médecin et être
son médecin à lui-même dans mille circonstances ;
c'est à cette époque que les docteurs pullulent, espé-

rant vivre d'une science que chacun cultive à sa guise et applique à son gré ! Mais tel est le charme de nos études que nous consentons à végéter en les poursuivant, plutôt que de nous enrichir en appliquant notre intelligence à des objets moins relevés.

V.

Lorsqu'il s'agit de payer au médecin ses honoraires, il est des clients qui refusent ou discutent le chiffre. Vieille et traditionnelle ingratitude, mais qui n'est pas sans compensations.

On objecte souvent au médecin l'insuccès de ses soins. C'est une erreur à laquelle quelques médecins eux-mêmes se laissent prendre. Plus que tout autre producteur, le médecin a droit de dire avec Adam Smith et Bastiat que la rémunération doit être en raison, non pas de l'utilité du produit, mais du travail qui y a été incorporé.

Combien, au lieu de ces misérables fins de non-recevoir devraient rendre grâce à l'inaltérable désintéressement du médecin.

S'il voulait abuser de sa position vis-à-vis d'un pauvre malade que la peur lui soumet entièrement, comme l'humble chien est soumis à son maître dont il attend la nourriture et quelque bonne caresse, il pourrait le faire presque chaque jour. Flatteries, vifs transports d'amitié, protestations de dévouement et de reconnaissance, complaisance qui irait jusqu'à la lâcheté, voilà ce que le médecin obtient de son malade tant qu'il tient sa vie entre ses mains. Mais après ?

Passons vite sur ce chapitre et pensons plutôt à ceux qui nous aiment et nous honorent.

VI.

Pour remédier à la détresse du corps médical, on a proposé divers moyens.

Les uns projettent de faire du médecin un fonctionnaire salarié par l'Etat, ou recevant le produit d'un impôt spécial ;

D'autres demandent la suppression du second ordre de médecins ;

D'autres enfin, vantent les bienfaits de l'association ;

Et quelques-uns réclament des tarifs.

Examinons.

Le médecin fonctionnaire ! L'exercice de la médecine réglementé par l'autorité ! Mais ce serait la pire de toutes les servitudes, et le pouvoir lui-même n'en voudrait pas.

Quoi, ! cette autorité, chargée de régler ce qui échappe le plus à la règle, de diriger des faits de conscience et d'humanité, sans moyens certains pour louer ou blâmer, pour récompenser ou punir, sans compétence pour classer chacun selon son mérite ou ses droits, sans force pour stimuler le progrès, ne serait-elle pas malgré elle, fatalement, un instrument d'oppression ?

En médecine, la spontanéité, la promptitude de l'action sont les premières conditions du succès, et ces conditions sont le contre-pied des lenteurs des formalités administratives.

Sans la liberté, le médecin ne peut plus faire aucun bien. Sans elle, plus d'élans charitables, plus d'amour !

Si la pratique de la médecine n'est pas libre, la responsabilité du médecin s'évanouit, car la responsabilité est la condition de la liberté.

C'est la liberté qui élève le cœur, qui grandit l'intelligence, qui affermit l'action. Toute entrave est ennemie de la force et destructive du progrès, sans la liberté, point de luttes, point d'émulation, point d'autorité.

Le médecin s'use vite. Donnant tous les jours de sa vie et de son âme pour le salut de ses malades, il aurait besoin de refaire souvent ce fonds, qui n'est pas inépuisable, par un repos réparateur au sein des saines et tranquilles beautés de la nature. Mais on lui marchande ce repos si utile à son esprit et à son corps, on le presse, on le talonne, sans merci ni pitié, jusqu'à ce que son corps brisé, sa santé ébranlée, son cœur défaillant l'obligent à une retraite anticipée.

Que serait-ce s'il était fonctionnaire !

La suppression du second ordre des médecins serait plus efficace et en même temps plus favorable au progrès scientifique.

La relation entre le nombre des médecins et le chiffre de la population en France est telle que chaque médecin a une clientèle de 2,000 habitants environ (1). Si chaque habitant versait au médecin une capitation de deux francs par an, chaque médecin recevrait annuellement 4,000 francs d'honoraires, ce qui est bien au-dessus de la moyenne admissible. On voit quelle faible rétribution est accordée à des services aussi importants que ceux du médecin.

Si l'on supprimait le second ordre des médecins, et si les 6,278 officiers de santé qui existent n'étaient pas remplacés, les docteurs auraient chacun une clientèle de 3,000 habitants environ.

Mais le nombre des docteurs augmenterait sans doute bien vite, augmentation impossible tant que

____

(1) Nous admettons en chiffres ronds 18,000 médecins, et 36 millions d'habitants.

par la conservation du second ordre des médecins le chiffre de chaque clientelle sera aussi peu élevé.

Quant à l'association, j'ai déjà dit ce qu'elle pouvait faire et ce qu'elle ne pouvait pas faire. Qu'elle prenne en main ferme les intérêts du corps médical, qu'elle exhausse la profession, qu'elle exalte l'esprit professionnel, et avec l'accroissement de considération viendra un accroissement d'honoraires.

Ce n'est pas, je crois, par des tarifs qui ne lient personne que la médecine sortira de la gêne. Tout au plus sont-ils bons à faire cesser des inégalités choquantes dans des demandes d'honoraires qui devraient être identiques. Ils peuvent être des guides précieux, indispensables même, avec les sociétés de secours mutuels, sur lesquelles il y aurait tant à dire.

Mais pour que le médecin soit honorablement rétribué, il faut avant tout qu'il fasse estimer à leur juste valeur sa personne et ses soins.

Qu'il soit donc digne, probe, savant, humain ; qu'il porte le dévouement jusqu'à ouvrir aux pauvres son cœur et sa bourse ; mais qu'il repousse tout honoraire indigne, et surtout la concurrence qui avilit, et qui ôte aux familles deses confrères que la fortune n'a point favorisés , une part de leur pain quotidien.

FIN.

Vitry, Imp. de F.-V. Bitsch.

www.ingramcontent.com/pod-product-compliance
Ingram Content Group UK Ltd.
Pitfield, Milton Keynes, MK11 3LW, UK
UKHW021020120726
13693UKWH00005B/2098